肺音鑑別診断のためのフローチャート

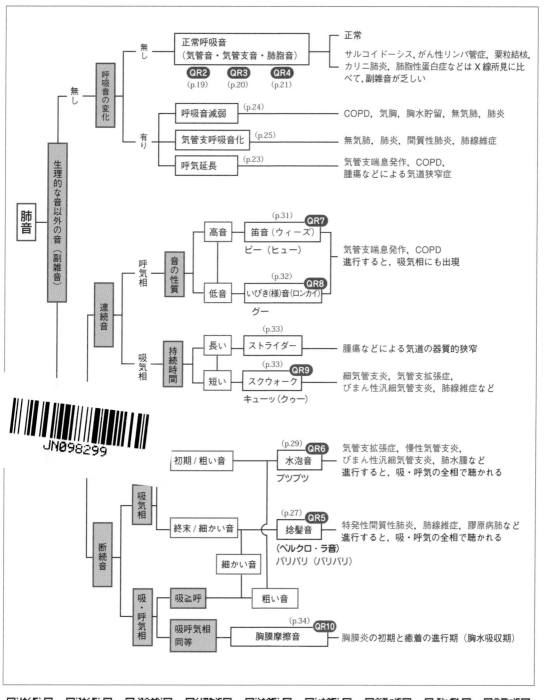

肺音

生理的な音以外の音（副雑音）

無し

呼吸音の変化

- **無し** → 正常呼吸音（気管音・気管支音・肺胞音）QR2 (p.19) QR3 (p.20) QR4 (p.21)
  - 正常
  - サルコイドーシス，がん性リンパ管症，粟粒結核，カリニ肺炎，肺胞性蛋白症などはX線所見に比べて，副雑音が乏しい
- **有り**
  - 呼吸音減弱 (p.24) → COPD，気胸，胸水貯留，無気肺，肺炎
  - 気管支呼吸音化 (p.25) → 無気肺，肺炎，間質性肺炎，肺線維症
  - 呼気延長 (p.23) → 気管支喘息発作，COPD，腫瘍などによる気道狭窄症

連続音

- 呼気相
  - 音の性質
    - **高音** → 笛音（ウィーズ）(p.31) QR7 ピー（ヒュー）
    - **低音** → いびき（様）音（ロンカイ）(p.32) QR8 グー
    - 気管支喘息発作，COPD 進行すると，吸気相にも出現
- 吸気相
  - 持続時間
    - **長い** → ストライダー (p.33) → 腫瘍などによる気道の器質的狭窄
    - **短い** → スクウォーク (p.33) QR9 キューッ（クゥー） → 細気管支炎，気管支拡張症，びまん性汎細気管支炎，肺線維症など

断続音

- 吸気相
  - 初期/粗い音 → 水泡音 (p.29) QR6 ブツブツ → 気管支拡張症，慢性気管支炎，びまん性汎細気管支炎，肺水腫など 進行すると，吸・呼気の全相で聴かれる
  - 終末/細かい音 → 捻髪音 (p.27) QR5 （ベルクロ・ラ音）パリパリ（バリバリ） → 特発性間質性肺炎，肺線維症，膠原病肺など 進行すると，吸・呼気の全相で聴かれる
    - 細かい音
- 吸・呼気相
  - 吸≧呼 → 粗い音
  - 吸呼気相同等 → 胸膜摩擦音 (p.34) QR10 → 胸膜炎の初期と癒着の進行期（胸水吸収期）

JN098299

QR2　QR3　QR4　QR5　QR6　QR7　QR8　QR9　QR10

ナースのための
聴診器の聴き方・使い方

―スマホで聴こう！ 血圧・肺音・腹音の実際 ―

第3版

村田　朗　御茶ノ水呼吸ケアクリニック院長
元 日本医科大学 呼吸器内科 准教授

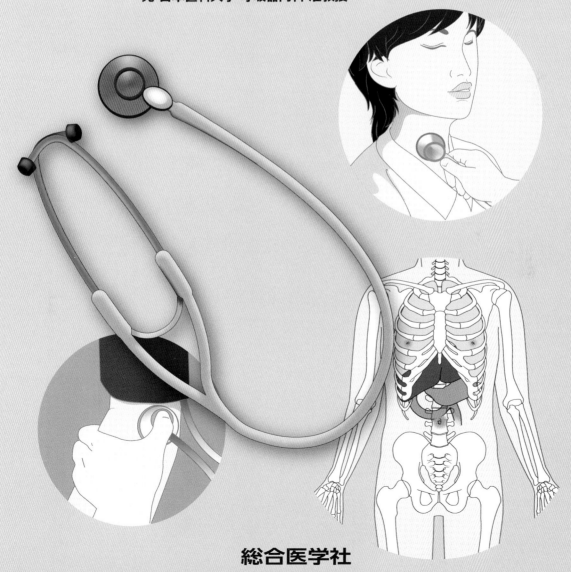

総合医学社

第3版　出版にあたって

　　聴診は最も基本的で，日常的に行っている基本的診察手技ですが，いまだ難しいと思われています．そこで本書では，"よりやさしく分かりやすく"を基本に，版を重ねてきました．今回，第3版を改訂するにあたって，聴診をさらに身近に感じていただき，聴診への苦手意識が無くなるようにするため，「聴診のコツ」を随所に加筆しました．これにより，それぞれの聴診音をもっとやさしく理解できるようになり，みなさまの日々の診療の一助になればと考えます．

著　者

はじめに

point!

◆ 聴診は，患者さんとのスキンシップ，コミュニケーションとしても大切！

　　聴診器は，医者のシンボルとしての印象があり，医者の絵や人形では，白衣に聴診器を持っている姿がすぐに頭に浮かびます．
　　胸に耳を直接あてて聴く「直接聴診」は，かなり古くから行われていました（図1）．

大昔は，胸に耳を
直接あてて聴いて
いました．

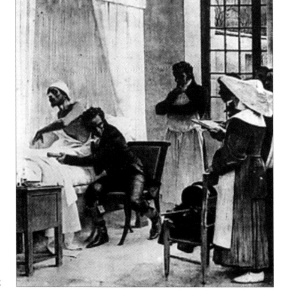

図1　直接聴診法

やがて，ライナックによる筒型の聴診器の発明（1816年）があり，それを基礎とした「間接聴診」は（**図2**），診断技術のなかで最も古い基礎的な技術として使われてきて，現在に至っています．

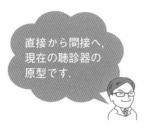

直接から間接へ，現在の聴診器の原型です．

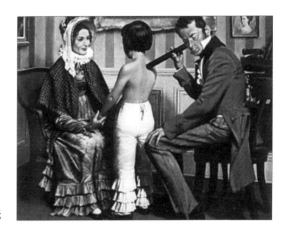

図2　間接聴診法

そして現在，聴診は，最も基本的な診察手技であり，患者さんに負担をかけない診察法であると同時に，患者さんに「触れる」「聴診する」という行為が，患者さんとのスキンシップ，コミュニケーションツール，そして信頼関係を築くことに役立つということで，看護師，医師の，医学教育の中でも聴診が今，見直され始めています．

本書は，聴診器を使った簡単な診察方法にもかかわらず，なかなか難しそうで，用語もわかりにくい聴診を，初心者でも分かりやすいようにできるだけ簡潔に，なおかつ実践にすぐに役立つように解説しました．

早速，ナイチンゲールの後輩諸君，本書を手にとり，聴診してみましょう．聴診は，意外と簡単だということがわかるでしょう．

なお，本書の初版では，血圧，肺音，腹音の実際の音を聴くために，付録として「CD-ROM」を付けていましたが，**スマートフォンの普及に鑑み，この第2版からは，「QRコード」を付けることにしました．スマートフォンを「QRコード」にかざすことにより，本文を読みながら，手軽に実際の呼吸音などを聴いて，学び，覚えることができることでしょう．**

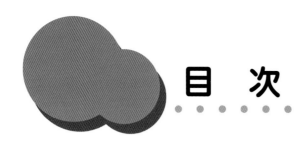

目　次

はじめに ………………………………………………………………………………… 2

第1章　聴診器とは？　　　　　　　　　　　　　　　　　　　　　　　　6

1. 聴診器の構造 ………………………………………………………………………… 6
2. 聴診器を選ぶポイント！ …………………………………………………………… 7

第2章　血圧測定　　　　　　　　　　　　　　　　　　　　　　　　　　8

1. 血圧測定器具 ………………………………………………………………………… 8
2. 測定条件 ……………………………………………………………………………… 8
3. 測定方法 ……………………………………………………………… QR 1　9

第3章　呼吸器の聴診　　　　　　　　　　　　　　　　　　　　　　　11

1. 呼吸器系の構造と機能 ……………………………………………………………… 11
2. 肺音の聴診とは？ …………………………………………………………………… 12
3. 聴診のしかた ………………………………………………………………………… 14
4. 呼吸音が発生する理由 ……………………………………………………………… 18
5. 呼吸音 ………………………………………………………………………………… 19
　①気管(呼吸)音 …………………………………………………………… QR 2　19
　②気管支(呼吸)音 ………………………………………………………… QR 3　20
　③肺胞(呼吸)音 …………………………………………………………… QR 4　21
　④気管支肺胞(呼吸)音 ……………………………………………………………… 22
　⑤呼吸音の異常 ……………………………………………………………………… 23
　　A. 呼気が長くなった（呼気延長） …………………………………………… 23
　　B. 呼吸音の減弱，ないし消失 ………………………………………………… 24
　　C. 本来聴こえない肺音が聴こえる …………………………………………… 25
6. 異常な肺音 …………………………………………………………………………… 26
　①断続性ラ音 ………………………………………………………………………… 26
　　A. 細かな断続性ラ音（捻髪音） ………………………………………… QR 5　27
　　B. 粗い断続性ラ音（水泡音） …………………………………………… QR 6　29
　②連続性ラ音 ………………………………………………………………………… 30

    A．笛（様）音(高音性連続性ラ音：ウィーズ) ………………………… `QR 7` 31

    B．いびき（様）音(低音性連続性ラ音：ロンカイ)…………………… `QR 8` 32

    C．その他の連続音ラ音 …………………………………………………… 33

        A）ストライダー …………………………………………………… 33

        B）スクウォーク ……………………………………………… `QR 9` 33

  ③その他の副雑音 ……………………………………………………………… 34

    A．胸膜摩擦音 ……………………………………………………… `QR10` 34

    B．Hamman's sign(ハマンズ　サイン) …………………………………… 34

7．主な疾患の聴診所見 ………………………………………………………… 35

8．肺音鑑別診断のためのフローチャート …………………………………… 36

第4章　腹部の聴診
                                                            37

1．腹部消化器官の構造 ………………………………………………………… 37

2．腹部消化管の機能 …………………………………………………………… 38

3．腹部の聴診とは？ …………………………………………………………… 39

4．腹部聴診のしかた …………………………………………………………… 39

5．正常な腹部の音 ……………………………………………………………… 40

  ①空腹時,突然:キュルル（クゥー） ………………………………………… 40

  ②腸ぜん動音(グル音):グルル，グルル，グルル ……………………… `QR11` 40

6．異常な腹部の音 ……………………………………………………………… 41

  ①グル音亢進:グルル，グルル，グルル ………………………………… 41

  ②金属音:カラン，カラン（チリン，チリン） ……………………………… 42

  ③音がしない:――,　―― ………………………………………………… 42

  ④腹膜摩擦音:ギューッ，ギューッ ………………………………………… 43

  ⑤振水音:チャプン，チャプン ……………………………………………… 43

  ⑥拍動性血管雑音:ビュイビュイ（フェイフェイ） ………………………… 44

  ⑦静脈性雑音:持続性の低ピッチの震えるような音 …………………… 45

7．腹部聴診の鑑別診断フローチャート ……………………………………… 45

付録 QR コードによる音の解説
                                                          46

第1章 聴診器とは？

point!

◆聴診器は，からだの音を聴くための道具．

◆チェストピース，導管，イアーピースからできている．

◆チェストピースには，高音（血圧・呼吸音・腸音）を聴く膜型と，低音（心音）を聴くベル型がある．

1 聴診器の構造

　聴診器は3つの部分からできています（図3）．

①チェストピース：音を集める．

　チェストピースには，膜型とベル型があります（図4）．

②イアーピース：音を耳に伝えるため，耳に挿入する部分．

③導管：音を伝える．

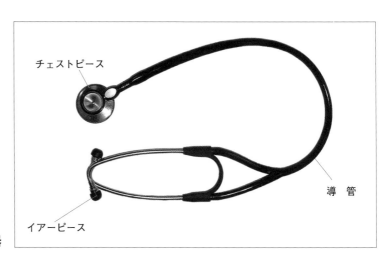

図3　聴診器

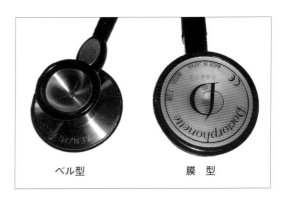

ベル型　　　　　　　膜　型

図4　チェストピース

2　聴診器を選ぶポイント！

　　音は，わずか数ミクロンの振動に過ぎません．この振動を音として忠実に耳に伝えるためには，感度が良く，しかも外部雑音の入りにくい聴診器を選ぶ必要があります．

①実際に音を聴いて，外部雑音が入らず良く聴こえること．

②チェストピースを数回，膜型とベル型に変換させてみて，ガタつきが感じられないこと．

③導管が長すぎないこと．長すぎると音が減衰したり，導管が患者や自分の体・衣類・腕にぶつかり雑音を拾うからです．その目安としては，聴診器を耳にかけた際にチェストピースが自分の "へそ" のあたりになる長さとします．

④イアーピースの大きさが耳にぴったりしていること．イアーピースが自分の耳に合わず少しでも隙間があれば，感度は著しく低下し，雑音混入が増えます．

⑤血圧や肺音，腹部の聴診では，音の特性が心音より高く，感度の面および使いやすさの点から，チェストピースの**膜型**が用いられることが多い．一方，心音は音の特性が低いため，**ベル型**が用いられます．

MEMO

●**チェストピース**に衝撃や大きな音を加えると耳が損傷する恐れがありますので，聴診器で大きな音を聴いたり，チェストピースをぶつけたりしないようにしましょう．

●**聴診器の種類**には，一般的な双耳型聴診器の他に，音の方向性が聴取可能なステレオ型聴診器や，音を増幅して聴ける電子聴診器，多人数で同時に聴診できるワイヤレス聴診器などがあります．

第2章　血圧測定

…トットットットットッ…

point!

◆ 血管音（コロトコフ音，K音）がはじめて聴取される時点を収縮期血圧，消失する時点を拡張期血圧とする.

◆ 血圧の左右差，上下肢差から予測される病気を覚えておこう.

1 血圧測定器具

①点検済の水銀血圧計を用いる（図5）.

②マンシェットは，幅13～17cm，長さ24～32cmのものを用います.

　（小児用として，幅2.5～9cm，長さ9～25cmのものもあります）

③チェストピースは，膜型を使用します.

2021年1月1日以降，水銀血圧計の製造・輸入が禁止になるため，近年，デジタル血圧計へ移行してきました.

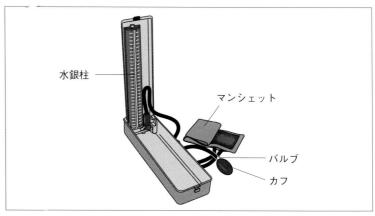

水銀柱

マンシェット

バルブ

カフ

図5　水銀血圧計

2 測定条件

①静かな部屋で，室温は寒さを感じない程度（20～25℃）に保ちます.

②測定前の運動，食事，タバコ，寒冷曝露など，血圧に影響があると考えられる条件を避けるようにします.

③5分以上安静．

④体位は坐位（臥位の場合は，その旨を記録）．

⑤右上腕を原則とします．

⑥上腕を緊縛する衣服は脱いでもらいます．

⑦冬季にチェストピースが冷たいときは，皮膚に緊張感をあたえるため，手掌などで事前に温めておきます．

3 測定方法

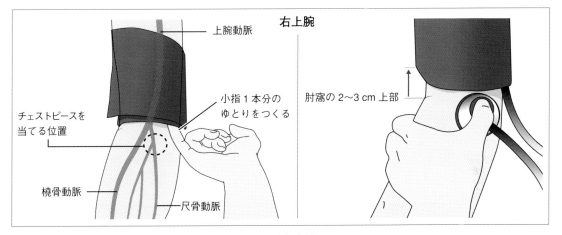

図6　測定方法

①水銀血圧計を垂直に置きます．

②マンシェットの中の空気を完全に抜き，マンシェットの中央が上腕動脈にかかるように巻きます．巻き方はゆるすぎず，硬すぎず，マンシェットの下縁が肘窩の2〜3cm上部になるように巻きます．聴診器はマンシェットに触れたり，下に挿入しないようにします（図6）．

③測定時は，肘関節を伸展させ，測定部位は心臓と同じ高さにします．

④推定収縮期圧値より30mmHg上に連続的にすみやかに加圧し，次にカフのバルブをゆるめ，血圧測定点付近で2mmHg/拍動なる速度で水銀柱を落としながら血管音（コロトコフ音，K音）を聴きます（付録 QR 1 ）．

⑤「・・・トットットットットットッ・・・」と，はじめてK音が聴取される時点を**収縮期血圧**とし，K音が消失した時点を**拡張期血圧**とします．

⑥目の高さは，目盛りと同じにします．

⑦測定値の末尾の数字の読みは，偶数値読み（2mmHg単位）とし，中間の場合は低い値をとります．

⑧同時に連続して2回以上血圧を測定したときは，測定値のとり方を明記します．何回目の値，平均値，高いほう，低いほう，などです．

MEMO

●**コロトコフ音（K音）**：1896年にリバ・ロッチ（Riva-Rocci）が間接型上腕カフ測定法を考案し，1905年にコロトコフ（Korotkoff）が聴診法をあみ出してから100年以上が経過していますが，血圧測定法自体には大きな変化はありません．

血圧聴診中に聴かれる音は，コロトコフ音（K音）と呼ばれ5相に区別されます．大切なのは，第2相で「ザー」という雑音（ランブル）を聴くことができるような測定を行ってください（聴診間隔）**（図7）**

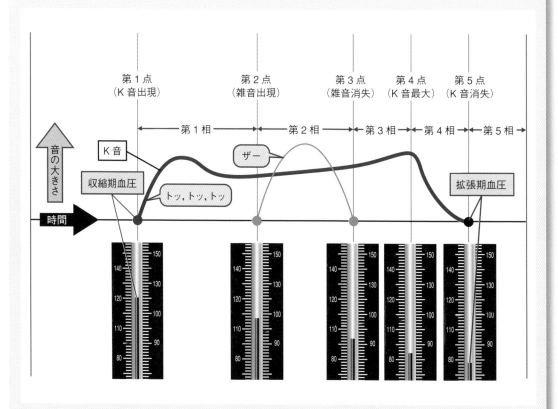

図7 コロトコフ音（K）音の変化と血圧測定

●**血圧の左右差，上下肢差**：初診時には必ず左右，上下肢の血圧を測るようにします．左右で10mmHg以上の血圧差がみられる場合は，それ以降は高い側で測定するようにします．

有意な左右差がみられる場合は，低い側に**狭窄病変の存在**を疑います．

上肢に比べ，下肢の血圧は，20～30mmHg高いのが正常です．血圧の上下肢差は，小児であれば**大動脈狭窄症**，高齢者では腸骨動脈以下の**動脈硬化性病変による狭窄**を考えます．**大動脈解離**では，上下肢や左右差の血圧差から，解離の存在，病変の部位を推定できます．

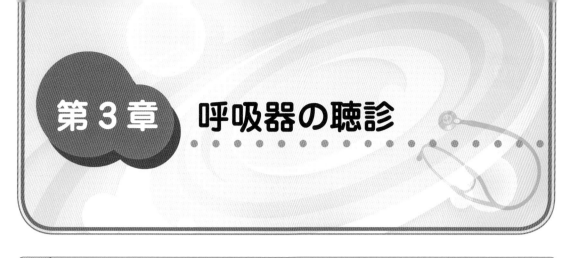

第3章　呼吸器の聴診

1 呼吸器系の構造と機能

　肺は胸郭の中に，左右に分かれて存在し，その中央より少し左に寄って心臓があります（図8）．そのため，右の肺のほうが左の肺より体積が大きくなっています．肺と心臓は，胸郭を構成する肋骨や肋間筋などで守られています．そして肺の表面は胸膜（臓側胸膜）で覆われ，胸郭側にも胸膜（壁側胸膜）があり，その間の空間を胸腔といい，肺がスムーズに動けるように少量の胸水がありますが，胸膜炎などでは胸水が大量に溜まります．

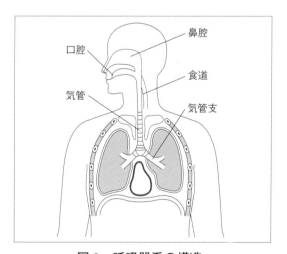

図8　呼吸器系の構造

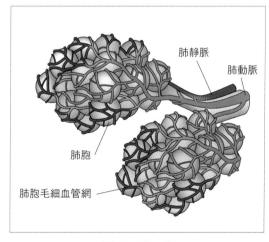

図9　肺　胞

　肺は呼吸により酸素と二酸化炭素を交換する臓器です．吸気により空気は，鼻から気管，気管支，肺胞（図9）と吸い込まれ，約3億個の肺胞で酸素が血管に取り込まれ，血管から二酸化炭素が排出され，交換された二酸化炭素は，同じルートを逆に通り，呼気として出されます．すなわち，酸素をもらった血液は体をめぐり，心臓にもどってから肺動脈で肺に行き，肺胞で二酸化炭素を渡し，酸素をもらって，肺静脈で心臓に戻ってから，大動脈で全身に酸素が運ばれます．

2 肺音の聴診とは？

point!

◆ 肺音は, 生理的な音である呼吸音と, 病的な音である副雑音 (MEMO) に分けられる.

◆ 呼吸音を聴きながら, 肺の中で何が起こっているのかを推測してみよう.

　肺の聴診で聴こえる呼吸の音は, 肺の中のある場所で発生し, 胸壁に伝わった（伝播した）振動を, 音として耳から聴くことです（**図10**）. そして心血管系を音源とする音を除くすべての呼吸に伴い発生する生理的な音を**肺音**（lung sounds）といい, 呼吸によって気道内に生じた空気の流れを音源とする生理的な音である**呼吸音**（breath sounds）と, 喘息のときに聴かれる喘鳴（ピーピー）などの病的状態によって発生する音である**副雑音**（adventitious sounds）とに分けられます（**図11**）. 胸壁で聴いている肺音には, それぞれ異なる発生メカニズムがあり, しかも音の発生場所ではなく肺というフィルター（高い周波数を通しにくい）を通過してきた音を聴いています.

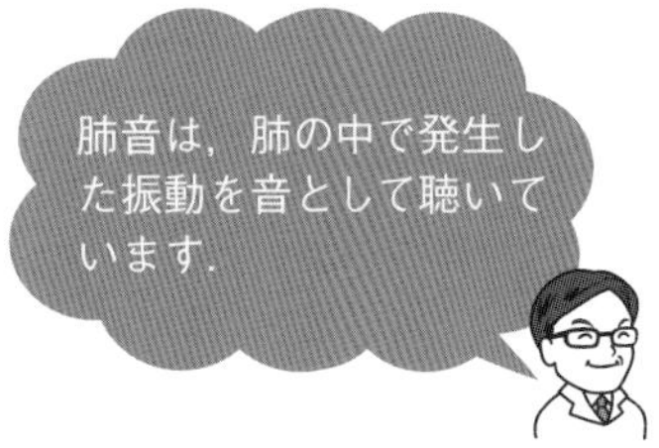

肺音は, 肺の中で発生した振動を音として聴いています.

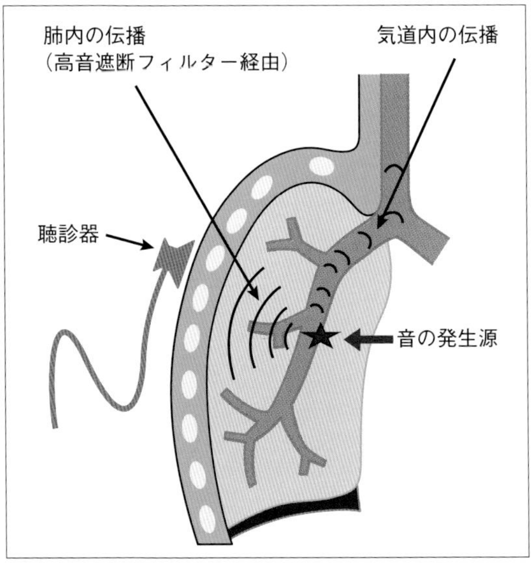

図10　音の伝わり方

　したがって肺聴診とは, 呼吸音を聴きながら, 音の伝わり方の性質の変化, 副雑音の有無, 副雑音があるならば呼吸位相のどの時期で聴こえるのかチェックし, 肺の中で何が起こっているのかを推測することなのです.

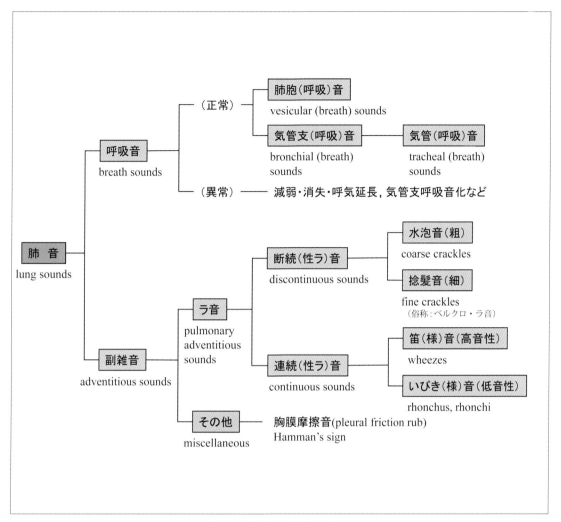

図11　肺音の分類と命名

● 副雑音（肺雑音）：肺音聴診時，異常な音が聴こえた時，看護記録に「肺雑音」「肺雑」と記載する場合があります．これは古くから使われている看護用語で，**正式名称は「副雑音」です**．できれば，さらにどんな副雑音の種類かを表記できるようになりましょう．

3 聴診のしかた

point!

◆チェストピースを密着させて，ずれないようにする．

◆左右を聴き比べる．

◆呼吸を意識して，最低1〜2呼吸以上を同じ部位で聴診し，呼気の終わりに移動する．

◆頸部聴診も行う．

◆正常呼吸音を意識して聴診する．

①聴診器を温めておく．

聴診器が冷たいと皮膚が緊張するため，聴診の前には，接触面を擦って温めておきます．

②チェストピースを密着させる．

聴診中は，呼吸運動に伴いチェストピースがずれると，捻髪音に似た病的な音を聴取するため，チェストピースを胸壁に密着させて動かさないようにします．

③左右を聴き比べ，呼気の終わりに移動させる．

聴診は坐位で，患者さんに口を軽く開けさせ，リラックスした状態で呼吸させて行います．そして，左右の同じ肺区域に相当する部分を聴き比べながら，前・側胸部，背部を上から下へ聴診します（図12）．多くの場所で聴診するのが望ましいが，毎日の変化を追う場合は，聴きたい場所を絞って聴診してもよいでしょう．

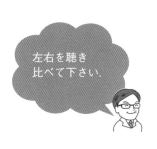

左右を聴き
比べて下さい.

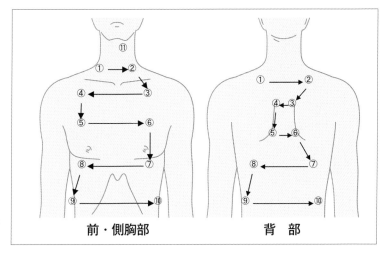

図12　聴診法

前・側胸部　　　　　　背　部

　まず呼吸音の異常の有無に注目します．呼吸音が減弱ないし消失している場合には左右差があるかどうかをみます．次に病的な肺音である副雑音を認める場合には，まず連続性の音（ピーピー，ヒューヒュー）であるか，断続性の音（パリパリ・プツプツ）であるかを区別し，音の性質と呼吸位相との関係を聴き分けます．

　また，側臥位の患者さんでは，下側は上側の肺より換気量が減少するため，呼吸音は弱くなるので注意します．

　呼吸位相を意識して，吸気の初めから最低1〜2呼吸以上を同じ部位で聴診し，呼気の終わりにチェストピースを移動させます．安静換気から聴診を開始し，次いでゆっくりした深い呼吸をさせます．

④頸部（気管音）の聴診（図12⑪，図13）も必ず試みる.

　胸壁上の聴診が，局所の情報しか得られないのに対し，太い気道で発生する音の90%以上は気管まで伝播するため，服を脱がさなくても頸部聴診からは，換気の状態，気道の閉塞状態などの肺全体の情報を得ることができます．したがって，頸部聴診は，喘息患者の経過観察に優れています．また，気管支拡張症，慢性気管支炎などの気道病変によって生じる水泡音の検出には，口腔（口元)での聴診も用いられます．

⑤正常呼吸音をきちんと把握しておく.

　聴こえるべき場所で正常な呼吸音が聴こえないとき，他の音が聴こえるときは異常と判断します．

図13　頸部聴診

15

● 聴診部位：正常時では，胸郭外気管上（頸部）では，**気管呼吸音（▲）**が，肺尖部（右＞左），胸骨周囲，肩甲間部では，**気管支呼吸音（●）**が聴かれます．これ以外の大部分の胸壁では，通常，**肺胞呼吸音**が聴かれます（**図14**）．

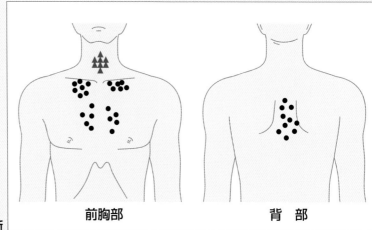

▲：気管呼吸音
●：気管支呼吸音

前胸部　　　　　　　　　　　背　部

図14　正常呼吸音の聴取場所

● **音は体位によって変わります**：肺音は，体位によって音の性質が変わり，側臥位では，呼吸音は局所換気を反映して，下になった側は，上になった側より弱くなります．反対に捻髪音は，下になった側で強くなるので，注意を要します．

● **気胸を疑う場合**：空気は，胸腔内の上部に貯留するので，ファーラー位で前胸部上肺野を聴診し，左右差を比較します（**図15**）．

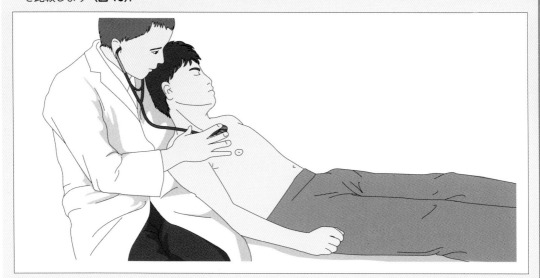

図15　ファーラー位

●**肺区域を意識して聴診してください**：肺区域を意識しながら聴診すると，さらに良いでしょう（**図16**）.

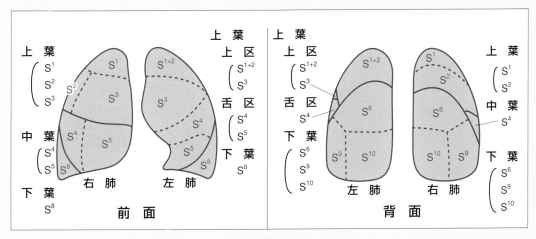

図16　肺区域

●**衣服の上からではだめですか？**：肺音聴診は基本的には，脱衣をしていただき，直接チェストピースを体表に当てて聴診します．そして，最も重要なのは，チェストピースを一定の圧で，胸壁に密着させることです．チェストピースが聴診部位に密着していなかったり，呼吸運動で動くと，断続性ラ音と紛らわしい音が発生します．しかしながら，肌着やワイシャツのような薄い衣服上からでも，聴診は可能です．チェストピースの当て方には注意は要しますが，衣のずれる音を考慮して，呼吸音や副雑音を注意深く聴診すれば問題ありません.

4 呼吸音が発生する理由

point!

◆ 太い気道内の空気の乱流・渦流によって，音は発生する．

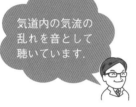

気道内の気流の
乱れを音として
聴いています．

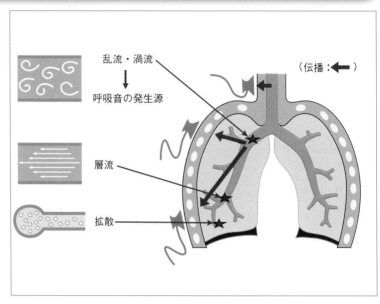

図 17　肺音の発生機序

　　呼吸音は，気道内の空気の流れで発生する音です．太い気道では　乱流（あるいは渦流）によって音が発生しますが，気管支の末梢に行くに従って，細い気道での層流や，さらに細い気道や肺胞の領域では，流れではなく分子運動（ブラウン運動 MEMO ）によって拡散するため，音は発生しません（**図 17**）．

MEMO

● **呼吸音の起源**
呼吸音の起源は，比較的太い気道内（2mm 以上の気管支）における気流の乱流（および渦流）であると考えられています．

● **ブラウン運動**
気体中にある粒子が行う不規則運動．1827 年，花粉から出た粒子の水中における運動を顕微鏡で観測していたイギリスの植物学者 R・ブラウンにより発見されました．細い気管支や肺胞内では，空気の流れはなく，不規則に漂っているため，音は発生しません．

① 気管（呼吸）音 tracheal (breath) sounds

QR 2

吸気音と呼気音が，はっきり聴こえます．

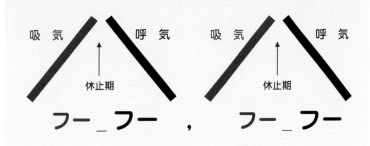

図18　気管呼吸音

（線の太さ・細さは，呼吸の強さ・弱さを意味する.）

point!

◆ 頸部気管上で聴かれる.

◆ 「フー＿フー」と音が大きく粗い感じの雑音.

◆ 高い周波数.

◆ 吸気と呼気の大きさと長さが同じか，呼気のほうがすこし大きい.

◆ 吸気と呼気の間に，休止期がある.

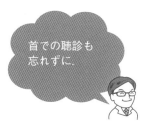

首での聴診も忘れずに.

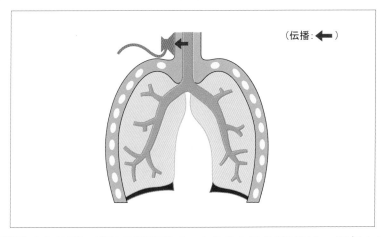

（伝播：←）

図19　気管呼吸音

　　頸部気管上で聴取される粗い感じの呼吸音で，大きさと長さが同じか，吸気よりも呼気において音がすこし大きく，吸気と呼気の間に音が途切れる明らかな休止期（ポーズ）があります（**図18**）．この頸部での聴診は，喘鳴の90%以上が気管に伝播するため，非常に重要です（**図19**）．

② 気管支（呼吸）音　bronchial (breath) sounds　QR 3

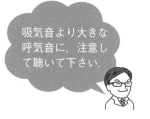

吸気音より大きな呼気音に，注意して聴いて下さい．

図 20　気管支呼吸音

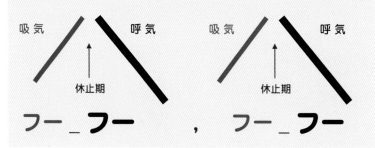

（線の太さ・細さは，呼吸の強さ・弱さを意味する．）

point!

◆ 太い気道に近いところで聴かれる．

◆ 高調な成分をもつ．

◆ 呼気音が明瞭に聴こえる．

◆ 気管呼吸音よりは，やや弱い．

◆ 正常では，胸骨上部の狭い範囲でのみ聴かれる．

◆ 吸気と呼気の間に，休止期がある．

　　胸腔内の気管上や太い気道の直上で聴かれ，気管呼吸音よりは弱いが，肺胞呼吸音より大きく，周波数は高く（150 ～ 600 Hz），吸気よりも呼気で大きく長い時間持続します．そして，吸気と呼気の間に明らかな休止期（ポーズ）があるように聴取されます（図 20，21）．

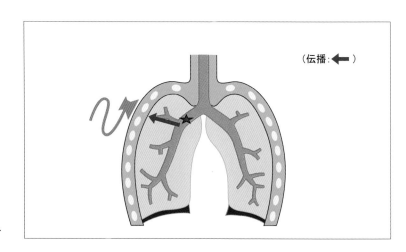

図 21　気管支呼吸音

③ 肺胞（呼吸）音 vesicular (breath) sounds

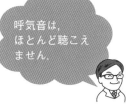

呼気音は，
ほとんど聴こえ
ません.

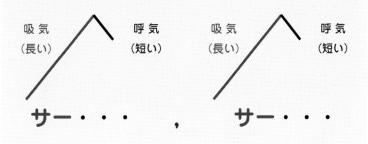

吸気
（長い）

呼気
（短い）

吸気
（長い）

呼気
（短い）

サー・・・　，　　サー・・・

図 22　肺胞呼吸音

（線の太さ・細さは，呼吸の強さ・弱さを意味する.）

point!

◆ 太い気道から遠いところの大部分の胸壁で聴かれる.

◆ 「サー」といった音が小さく柔らかい.

◆ 低い音.

◆ 呼気では，ほとんど聴こえない.

　　大部分の胸壁上で聴取される肺胞呼吸音の発生源は，乱流（ないし渦流）形成領域である 2mm 以上の太い気管支内（7 次〜 9 次気管支）です. しかし，このような太い気道で発生した乱流雑音（振動）は，高音領域を通さない肺のフィルター効果によって高周波成分がカットされ，100 〜 150 Hz の低い周波数分布のピークをもち，急激に減衰する音となります. そのため，肺胞呼吸音は柔らかい感じの音で，吸気では，ほぼ一定の大きさで聴かれますが，呼気時には急激に減衰し，非常に弱い音として聴取されます（図 22, 23）.

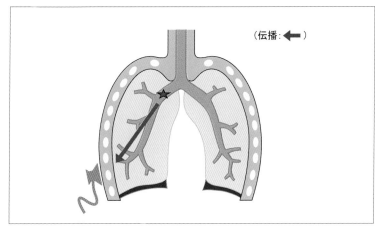

（伝播：←）

図 23　肺胞呼吸音

④ 気管支肺胞（呼吸）音 bronchovesicular (breath) sounds

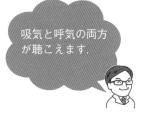

吸気と呼気の両方が聴こえます.

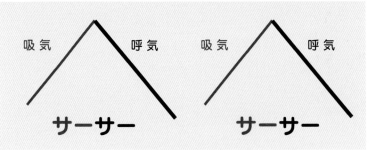

図 24　気管支肺胞呼吸音

（線の太さ・細さは，呼吸の強さ・弱さを意味する.）

point!

◆ 正常では，胸骨上部の狭い範囲でのみ聴かれる.

◆ 気管支呼吸音と肺胞呼吸音の中間の性質をもつ音.

　胸骨周囲，肺尖部，肩甲間部などで聴かれ，呼気がやや長く，気管支呼吸音と肺胞呼吸音との中間の性質をもつ音です（図 24）.

⑤ 呼吸音の異常

A 呼気が長くなった（呼気延長）

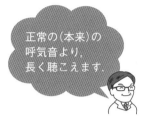

正常の(本来)の
呼気音より，
長く聴こえます.

図25　呼気延長

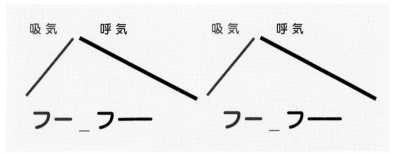

（線の太さ・細さは，呼吸の強さ・弱さを意味する.）

---

point!

◆ COPD，気管支喘息発作などを疑う.

　　吸気に比べて呼気が長くなっている時（図25）は，呼気時に気道が閉塞したり狭くなる病態である**閉塞性換気障害**（慢性閉塞性肺疾患：COPD や気管支喘息発作など），気道に進展した**腫瘍性疾患**を疑います.おもいっきり速く吐き出させて(強制呼出)，ヒューという連続性ラ音（30 頁参照）を認めれば，より明瞭になります（誘発法）.

B 呼吸音の減弱，ないし消失

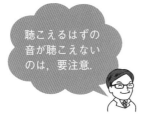

聴こえるはずの音が聴こえないのは，要注意．

吸気 呼気　　　吸気 呼気

図26　呼吸音の減弱，ないし消失

（線の太さ・細さは，呼吸の強さ・弱さを意味する．）

point!

◆ 気流が低下もしくは消失する場合は，COPD，胸水，気胸を疑う．

◆ 左右の肺で差があるかどうかを確認する．

　呼吸流そのものが低下している場合（慢性閉塞性肺疾患：COPD）と，気流が存在しても，肺胞内に液体が溜まったり，胸腔内に空気や胸水がたまった場合（気胸・胸水）など，肺から胸壁への音の伝達が障害されている場合，中枢気管支閉塞による無気肺や広範囲の肺炎のように，音源となるべき気流が存在しなくなる場合に，呼吸音の減弱ないし消失が生じます（**図26**）．聴診では，左右の肺で差があるかどうかを確認することが大切です．COPDでは左右差がなく，気胸，胸水貯留，無気肺，肺炎のように左右に病変の差がある疾患では，当然，左右差を生じます（**図27**）．

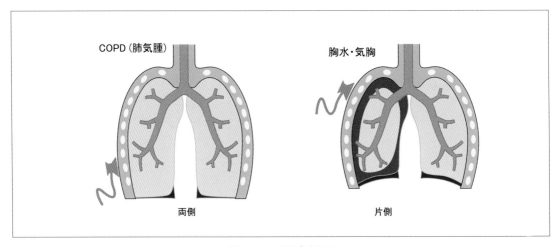

図27　呼吸音低下

本来聴こえない肺音が聴こえる

point!

◆**肺炎，無気肺，間質性肺炎，肺線維症**などを疑う．

　肺底部のように，本来は肺胞呼吸音の聴かれるべき部位で，気管支呼吸音（あるいは気管支肺胞呼吸音）が聴かれるときには，肺内に音の伝播を良くするような肺炎や無気肺などの病変の存在が想定されます．また，**間質性肺炎，肺線維症**などの肺組織が硬くなって高音が伝達しやすくなるような病変が存在する場合にも，肺底部にラ音とともに，肺胞呼吸音の気管支呼吸音化（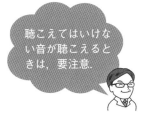）が認められます（**図 28**）．音声聴診をすると一層はっきりします．肺炎では，左右差があります．

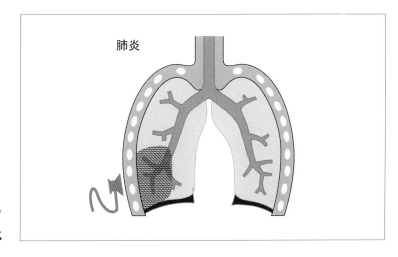

聴こえてはいけない音が聴こえるときは，要注意．

**図 28　肺胞呼吸音の
　　　　気管支呼吸音化**

MEMO

●**肺組織の変化が，音の伝達を変えました（気管支呼吸音化）**
　肺炎や**無気肺**では，肺組織が硬くなって高音が伝達しやすくなるため，肺胞呼吸音しか聴こえないはずの場所で，気管支呼吸音が聴こえるようになります．**肺炎**や**無気肺**では，限局性ないし片側性ですが，**間質性肺炎・肺線維症**では，両側性です．

●**音声聴診**
　患者さんに「ひと～つ，ひと～つ」と発声してもらって，胸壁上でその響きを聴診します．発声音が強く聴こえる場合，組織が硬くなっていることが考えられ，減弱していたら，**無気肺，胸水，胸膜肥厚，気胸，腫瘍の浸潤，胸壁が厚い**，などが考えられます．

6 異常な肺音

肺音の中でも副雑音は，健常者では聴くことのない病的な肺音です．そのうち，肺や気道で発生するものをラ音と呼び，**断続性ラ音**と**連続性ラ音**があります．

また，ラ音以外の副雑音には，**胸膜摩擦音**や Hamman's sign などがあります.

① 断続性ラ音 discontinuous sounds

point!

◆ 細かな断続性ラ音である捻髪音と，粗い断続性ラ音である水泡音がある.

断続性ラ音は，**クラックル**（crackles）とも呼ばれ，断続的な破裂音です．かつては**湿性ラ音**と呼ばれていました．細かな断続性ラ音である**捻髪音**（ファインクラックル：fine crackles）と，粗い断続性ラ音である**水泡音**（コースクラックル：coarse crackles）があります.

MEMO

●断続性ラ音（crackles）は，持続時間 25msec 以内の断続的なパルシブな（破裂的）音とされています.

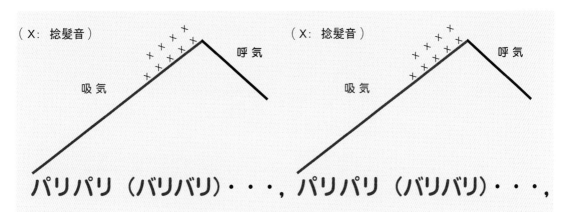

（X：捻髪音） 呼気 吸気

（X：捻髪音） 呼気 吸気

パリパリ（バリバリ）・・・, パリパリ（バリバリ）・・・,

図 29 ファインクラックル（fine crackles）（線の太さ・細さは，呼吸の強さ・弱さを意味する.）

point!

◆ 閉塞した小気道が急激に開く音.

◆ 吸気の後半に聴こえる.

◆ 肺底部で聴こえやすい.

◆ 息を最大限まで吐き出させ，息こらえさせた後の深吸気で誘発されやすい（誘発法）.

◆ 間質性肺炎・肺線維症，膠原病肺などで聴かれる.

　"パリパリ（バリバリ）"と細かな, 音の小さい周波数の高い断続性ラ音です（図29）. 閉塞した小気道の急激な開放に伴う, 閉鎖部位前後の圧較差の急激な均一化や, 気道壁にかかった張力の急激な変化により発生すると考えられています（図30）.

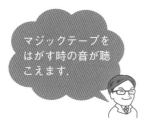

マジックテープをはがす時の音が聴こえます.

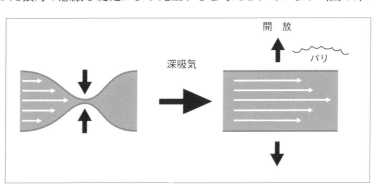

開放

バリ

深吸気

図 30 捻髪音

吸気の後半に出現し，終末まで続きます．息を最大限まで吐き出させ（最大呼気位），5～10秒間息こらえをさせた後の深吸気で誘発され，より多く出現しますが，稀に健常人（とくに肥満者，高齢者）でも聴取されることがあります．

　例えば，特発性間質性肺炎，肺線維症，過敏性肺炎，膠原病性肺疾患などに聴かれ，病初期には吸気の終末にのみ聴かれ，肺底部に限局します．そして進行すると広く分布し，吸気の全相および呼気にも認められます．

MEMO

- ●**びまん性肺疾患でも音がしない疾患があります**：びまん性肺疾患のなかでも，**サルコイドーシス，がん性リンパ管症，粟粒結核**では通常，捻髪音は聴かれません．また，**カリニ肺炎や肺胞蛋白症**も，Ｘ線所見の派手さに比べて，捻髪音は乏しい．これらは，びまん性肺疾患の鑑別点となります．
- ●**ベルクロ・ラ音**：血圧計のマンシェットのマジックバンドをはがす音に似ていたため，マジックテープの企業名の「ベルクロ」からベルクロ・ラ音と，以前は呼ばれることもありました．
- ●**持続時間**：個々のクラックルの持続時間は，5 msec以下のことが多い．

B 粗い断続性ラ音（水泡音）coarse crackles

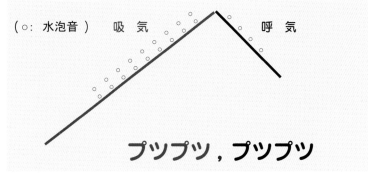

（○：水泡音） 吸 気　　　呼 気

プツプツ , プツプツ

（線の太さ・細さは，呼吸の強さ・弱さを意味する.）

図 31　コースクラックル
（coarse crackles）

point!

◆ 気道内分泌物の液体膜が破裂する音.

◆ 吸気の初期から発生.

◆ 捻髪音より，音は長く，大きい.

◆ 口元でも聴取される.

◆ 気管支拡張症，びまん性汎細気管支炎などで聴かれる.

　"プツプツ"と粗い感じの，音の大きな，周波数の低い断続性ラ音です（**図 31**）. 比較的太い気道内の分泌液による液体膜が，呼吸運動により破裂することで発生すると考えられています（**図 32**）. 捻髪音と異なり吸気初期から聴かれ，咳により変化しやすい. ときに呼気にも認め，しばしば口元でも聴取されます. 個々のクラックルの持続時間は，捻髪音に比べて長く，10 msec 程度，ときにそれ以上の場合もあります. 健常者に聴かれることはなく，**気管支拡張症**，**慢性気管支炎**，**びまん性汎細気管支炎**，進行した肺水腫などにみられます.

ストローでコップの中の水を吹いて，ブクブクした時に似ている音が聴こえます.

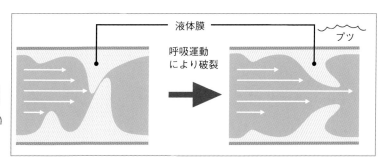

液体膜

呼吸運動
により破裂

プツ

図 32　水泡音

② 連続性ラ音　continuous sounds

point!

◆ 高音性の笛音と，低音性のいびき音がある．

◆ 気道壁の振動で発生．

　　一定時間以上持続する管楽器の音のような楽音様のラ音を**連続性ラ音**と呼び，かつては**乾性ラ音**と呼ばれました．

　　気管支喘息を典型とする気道狭窄状態のとき聴かれる連続性ラ音（喘鳴）のうち，「ピーピー」という高音性のものは，**笛（様）音（ウィーズ：wheezes）**，また「グーグー」という低音性のものは，**いびき（様）音（ロンカイ：rhonchi）**と呼ばれ，気道壁自身が振動 (fluttering) して発生しています（**図 33**）．持続時間が 250 msec 以上のものとしています．発生部位が太い気道のため，気管上頸部でも聴取できます．

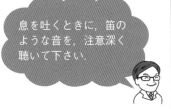

息を吐くときに，笛のような音を，注意深く聴いて下さい．

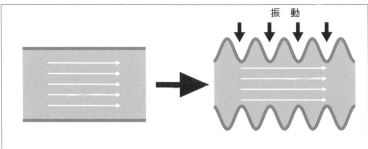

振　動

図 33　連続性ラ音

　　このような連続音が呼気延長に伴って聴くことができる場合は，**慢性閉塞性肺疾患（COPD）**や，**気管支喘息発作**などを疑います．

MEMO

● **連続性ラ音の誘発法**：安静呼吸で連続性ラ音が認められない場合，最大限に深吸気させ，速く強制呼出させることにより，ラ音を誘発させて確認することができます．

● **吸気相だけに連続性ラ音が聴かれる**：連続性ラ音が吸気だけに常に聴かれる場合は，咽・喉頭，上部気管など胸郭外気道の狭窄（**主に腫瘍による**）によって生じる**ストライダー (stridor)** を疑います．この場合，単一の音がいつも同じ吸気相で聴かれ，中枢気道で発生するため，気管上頸部で聴くことができます．

● **短い笛音に似たスクウォーク**：粘稠な分泌物を伴う**気管支拡張症**などでは，「キューッ」という短い笛音に似た**スクウォーク (squawk)** が聴かれます．スクウォークは，吸気にだけに認められ，**細気管支炎**など，末梢気道で発生するため，胸壁上だけで聴かれます．

QR 7

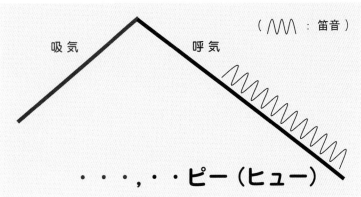

呼気の終りに，連続している高い音に注意して聴いて下さい．

図34　笛音（ウィーズ）

（線の太さ・細さは，呼吸の強さ・弱さを意味する．）

point!

◆ 高音性の連続音．

◆ 細い気管支の狭いところを空気が通って発生．

◆ 呼気終末に多い．

◆ 強制呼出で誘発．

◆ 気管支喘息発作時，COPD の急性増悪時に聴かれる．

　周波数が 400Hz 以上の高音性連続性ラ音を**笛（様）音**（ウィーズ：wheezes）と呼びます（**図34**）．

　気管支喘息の発作時にみられるものが典型ですが，同様な閉塞性肺疾患である**慢性閉塞性肺疾患（COPD）**が感染などによって急性増悪した時にも聴かれます．胸郭内では，気道は胸腔内圧が上昇する呼気時により細くなるため，呼気時に発生しやすいが，吸気時にも認めることがあります．

　安静換気で聴取できなくても，最大呼気位までの強制呼出によって，連続性ラ音を認めることがあります．

B いびき（様）音 （低音性連続性ラ音：ロンカイ）

QR 8

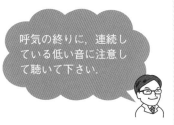

呼気の終りに，連続している低い音に注意して聴いて下さい.

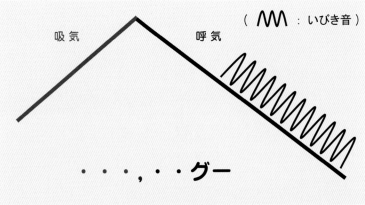

吸 気　　呼 気

（ ⋀⋀⋀ ：いびき音 ）

・・・,・・グー

図 35　いびき音（ロンカイ）

（線の太さ・細さは，呼吸の強さ・弱さを意味する.）

point!

◇ 低音性の連続音.

◇ 笛様音よりも，太い気管支が狭くなったところを空気が通って発生する.

◇ 呼気終末に多い.

◇ 強制呼出で誘発.

◇ 気管支喘息発作時，COPD の急性増悪時などで聴かれる.

　　周波数が 200 Hz 以下の低音性連続性ラ音を,いびき（様）音（rhonchi：ロンカイ）と呼びます（**図 35**）.

　　笛様音より太い気道で発生するとされます. 疾患も気管支喘息，COPD，気管支拡張症，びまん性汎細気管支炎，気管・気管支狭窄など同様です.

C その他の連続性ラ音

A) ストライダー　stridor

　咽・喉頭，上部気管など胸郭外気道の狭窄に際して発生します．胸郭外気道は，吸気時により細くなるため，吸気時に同じタイミングで発生する単一の連続音であり，音の高さは，さまざまです．

B) スクウォーク　squawk

QR 9

　スクウォークは，"キューッ"，または"クウー"といった吸気時のみに聴かれる短い楽音性の音です．持続時間は 100 msec 以下と短い．発生部位が末梢気道の細気管支のため，胸壁上だけで聴かれ，気管上頸部にまで伝達されることはありません．

　粘稠な分泌物を伴うびまん性汎細気管支炎や気管支拡張症などの気道疾患や，蜂巣肺を形成し，分泌を伴う進行した肺線維症で認められます．

　全肺野のあちこちにスクウォークを認めるときには，細気管支炎を疑う必要があります．

MEMO

- **ランダム・ポリフォニック・ウィーズ**：気管支喘息では多くの場合，音源となる気道狭窄部位は複数あり，笛様音は複数の笛様音がランダムに発生し，ランダム・ポリフォニック・ウィーズ（random polyphonic wheezes）といわれます．
- **フィックスド・モノフォニック・ウィーズ**：これに対して，単一の笛様音が呼吸位相の同じタイミングに発生するものはフィックスド・モノフォニック・ウィーズ（fixed monophonic wheeze）といわれます．しかも数日以上続く場合には，**気管支喘息**と断定せずに，**腫瘍**などによる**固定性の狭窄**を考慮する必要があります．
- **喘鳴（ぜんめい）**：聴診器で聴く連続性ラ音をウィーズ（wheezes）と呼び，気管支喘息発作時に聴診器なしでも聴くことができる音をウィージング（wheezing）と呼び，区別し使い分けていますが，臨床上，両者とも**喘鳴**と呼ばれています．

③ その他の副雑音

A 胸膜摩擦音 pleural friction rub

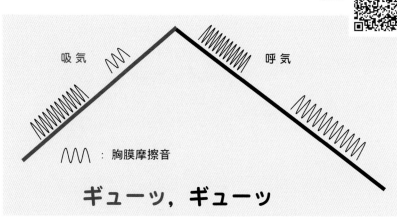

QR10

吸気・呼気の両方に，擦れるような断続的な音が聴こえます．

吸気　　　呼気

∿ ：胸膜摩擦音

ギューッ，ギューッ

（線の太さ・細さは，呼吸の強さ・弱さを意味する．）

図 36　胸膜摩擦音

point!

◆ 吸気と呼気の両方で聴かれる．

◆ 胸膜炎の初期や治癒期に聴かれる．

　胸膜摩擦音は，ラ音とは別個に取り扱われてきましたが，音の性質から断続性ラ音との鑑別が難しく，吸気，呼気とも均等に出現する断続的な音で"ギューッ，ギューッ"といった雪を握るときのような断続音（握雪音，靴軌音）です（図 36）．胸膜炎の初期や治癒期の胸水の吸収期に聴取されます．

　その発生機序は，地震のプレート発生説のように，臓側と壁側の胸膜のずれが一定限界に達したとき，そのずれによる歪みが急激に解放されることによると考えられています．

B Hamman's sign （ハマンズ　サイン）

　縦隔気腫や軽度の左側の気胸で，心音のⅠ音とⅡ音の間（心収縮中期）に，「パリッ，パリッ」いう短いクリック音が吸気相において聴取されることがあります．

疾患名	聴診所見
無気肺	本来，聴こえるべき肺胞呼吸音が，患部に一致した胸壁上では，肺胞呼吸音ではなく気管支呼吸音が聴取される．呼吸音は多くは減弱するが，上葉の無気肺では，気管伝達音のためにむしろ強勢となる．
肺　炎	大葉性肺炎の初期には呼吸音は減弱し，捻髪音が聴かれる．回復期には水泡音が聴かれる．硬化期には気管支呼吸音化のみで，ラ音は少ない．
気　胸	患側の呼吸音が消失する．打診では鼓音を呈する．
胸膜炎・胸水	ごく初期と癒着の進行期（治癒期）に胸膜摩擦音が出現し，打診で濁音を呈する．胸水貯留時，患側に一致して呼吸音が減弱する．
うっ血性心不全と肺水腫	初期には，肺底部に捻髪音が聴取される．進展すると両側に水泡音が聴かれ，呼気延長と笛音も聴かれる．
慢性閉塞性肺疾患（COPD）	肺野で左右差はなく，全肺野で呼吸音が減弱する．しばしば呼気延長，ときに笛音が聴かれる．
気管支喘息	気管支喘息発作時，全肺野で連続性ラ音が聴こえる．呼気時終末に聴取しやすいが，進行すると吸気時にも聴取できる．安静換気で聴取できないときも，最大呼気位までの強制呼出によって，連続性ラ音を認めることができる．
びまん性汎細気管支炎（DPB）	ごく初期には捻髪音が聴取されるが，ほとんどの症例では水泡音が聴取される．しばしば呼気延長と笛音ないし，いびき（様）音を合併し，スクウォークが聴かれることがある．
気管支拡張症	喀痰の多い場合には，水泡音が聴取されるが，しばしば咳嗽後に，水泡音が消失したりなど，音が変化することがある．
細気管支炎	吸気時のみに聴かれる短い楽音性の「キューッ」「クゥー」という音．胸壁上だけで聴こえる．
間質性肺炎，肺線維症，膠原病肺	初期には，両側の肺底部に，吸気終末に多数の捻髪音が聴取される．進展例では，広く分布するようになり，呼気にも捻髪音が聴かれるようになり，ときにスクウォークの合併も認められる．
気管・気管支狭窄	吸気時に気道が細くなるため，吸気時に同じタイミングで発生する単一の連続音．
その他のびまん性肺疾患	びまん性肺疾患のなかでも，サルコイドーシス，がん性リンパ管症，粟粒結核では，通常，捻髪音は聴取されない．また，カリニ肺炎や肺胞蛋白症もX線所見の派手さに比べて，捻髪音は乏しいという特徴がある．

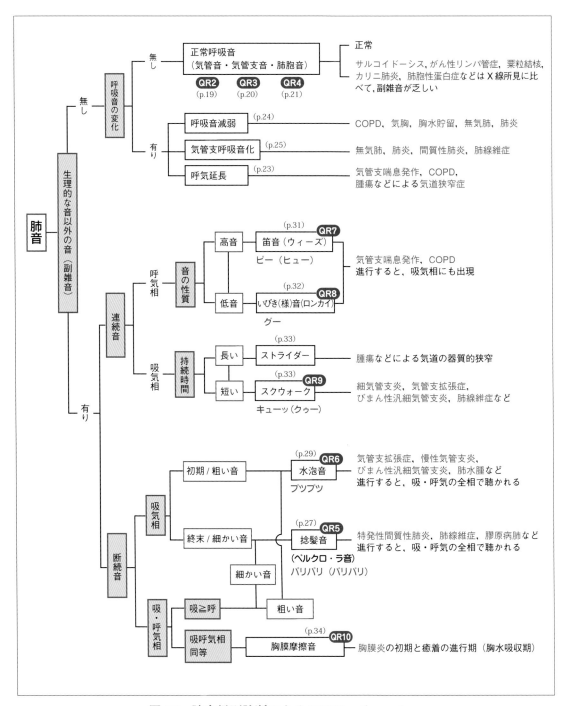

図37　肺音鑑別診断のためのフローチャート

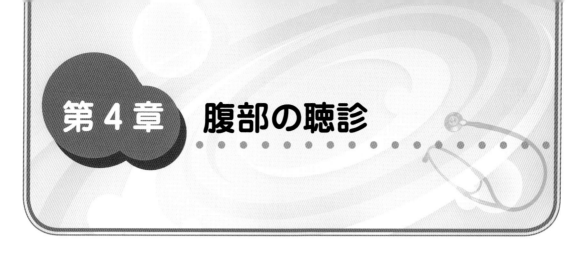

第4章　腹部の聴診

1　腹部消化器官の構造

　　胸部と腹部の境目には，横隔膜という筋肉があります．その下の腹部に，1本の
ホースのような消化管である胃や腸があります．胃の出口から腸に続き，腸は小腸
と大腸と大きく2つに分けられます（図38）.

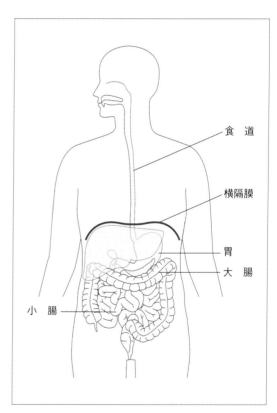

　　　　　　　　　　　　　　食　道

　　　　　　　　　　　　　　横隔膜

　　　　　　　　　　　　　　胃

　　　　　　　　　　　　　　大　腸

　　　　小　腸

図38　腹部

MEMO

●胃の大きさは，約60cmくらいで，水をいっぱいに入れると1200～1600mL入ります．また，腸の長さは，
　小腸と大腸をあわせて約4.5mあります．この中を食べ物が動いています．

　胃と腸は，食物を消化液とよく混ぜあわせ吸収しやすくする（主に小腸でみられる）**分節運動**（図39）と，（腸管全域でみられ）食物を先に運ぶ**ぜん動運動**（図40）という2つの動きを同時にしています．

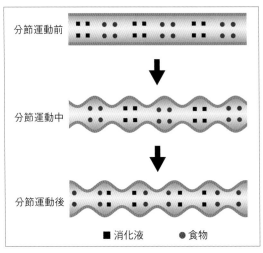

図39　分節運動

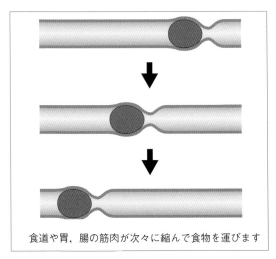

図40　ぜん動運動

　すなわち，胃は食道から入ってきた食べ物をため，腸に送り出します．ためている間に食べ物と胃液を混ぜ合わせ，どろどろにします．どろどろになった食べ物は小腸で栄養分を吸収され，その後，大腸で水分を吸収され，便として体外に排出されます．

MEMO

●食べ物は口から入り，約1分で食道を通過します．食道から入った食べ物は，1食分なら約4時間で胃から腸に送られます．消化と吸収の主役は小腸．消化液と食べ物が混ぜられ，約7～9時間かけて栄養分が吸収されます．それから大腸を約25～30時間で通過し，直腸に移ります．直腸を約30～120時間で通過し，体の外に出ます．

3 腹部の聴診とは？

　胃と腸は，分節運動で胃腸内の内容物を混ぜ合わせたり，腸ぜん動運動で内容物を運ぶ働きをしています．したがって**腸音**とは，消化管内を内容物がガスを伴って移動するときに発生する音（**腸ぜん動音：bowel sounds**）です．これらの腸ぜん動音は**グル音**と呼ばれ，正常所見は5〜15回/分程度，不規則で，グルル，ゴボゴボとした音です．この音が，病気により消失したり増強したりします．

　腸ぜん動音は，腹部全体に広がるため，大腸と小腸のどちらかの音かを聴き分けることは困難であり，腹部を4つの領域に分けて，右下の1カ所（②）で聴診すればよいとされています（**図41**）．

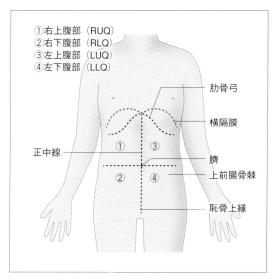
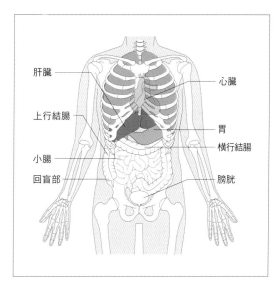

図41　腹部の領域と内臓の位置

4 腹部聴診のしかた

①腸ぜん動音は変化するので，打診，触診の前に行います．
②15分間以上の安静臥床後に行います．
③聴診器や手を温めます．
④基本的には，右下腹部の1カ所で聴取します．
⑤腸ぜん動音のときは音が高いので，膜面を使います．

5 正常な腹部の音

①空腹時，突然，
キュルル（クゥー）

point!

◆ 空腹時に突然，胃から音が聴こえる．

　　空腹時に，おいしそうなものを見たり，においをかいだりして，何かを食べたいと思うと，胃では胃液が分泌され，胃は働こうとして動き出します．このときに胃の中の空気が動いて「キュルル」とか「クゥー」とかいう音が突然発生し，聴診器なしでも聴こえます．また，食後に聴こえる「グルグル」「ゴロゴロ」という音は，胃が活発に動いている音です．

②腸ぜん動音（グル音）
グルル，グルル，グルル

point!

◆ 腸が動いている音．

　　腸はいつも食べたものを送り出すために動いています．その腸が動いている腸ぜん動音（グル音）が聴こえます．正常な音をよく聴いておいてください．

6 異常な腹部の音

point!

◆ 腸ぜん動音の増強は，腸管の狭窄が考えられる.

◆ 腸ぜん動音の停止または減弱は，麻痺性イレウスや腹膜炎が考えられる.

◆ 肝臓と脾臓の被膜に炎症がある場合には，腹膜摩擦音が聴こえる.

◆ 血管雑音の聴取は，動脈瘤や血管の拡張・狭窄が疑われる.

①グル音亢進
グルル，グルル，グルル

point!

◆ 腸の動きが激しくなっています.

　大きな腸ぜん動音（グル音）が聴こえるときは，腸が激しく動いています．腸管の一部が狭くなったり，炎症が起こっていると，腸ぜん動音が増強し，大きな音が発生します．この場合，**急性腸炎**，**過敏性大腸炎**などが考えられます．

②金属音
カラン，カラン（チリン,チリン）

◆腸管が狭窄や閉塞しているイレウス（腸閉塞）のときに聴かれる.

　　機械的（閉塞性・絞扼性）イレウス（腸閉塞）などのように腸管の狭窄や閉塞がある場合には，その口側の腸ぜん動運動が亢進して，腸ぜん動音が増強します．閉塞が高度の場合には,メタリックサウンド(金属音)が聴取されます．この金属音は，腸液の表面上ではじける気泡から生じ，「カラン，カラン」「チリン，チリン」と表現されたり，空き缶を足でつぶした時の音とも表現されます.

③音がしない
————，————

◆腸が動いていない.

　　機能的（麻痺性）イレウス（腸閉塞）の場合は，腸管のぜん動運動が停止するために，グル音はまったく聴こえなくなります．ただ一度の聴診で決めずに，2〜3分は聴診をつづけてください．急性腹膜炎や麻痺性腸閉塞で認められます.

④腹膜摩擦音
ギューッ，ギューッ

point!

◆ 腹膜摩擦音（friction rub）は，皮革をこすり合わせるような音.

　肝臓と脾臓は，腹膜の接触面積が広いために，これら臓器の被膜に炎症がある場合，深呼吸運動に伴って，皮革をこすり合わせるような，きしむような「ギューッ，ギューッ」という粗い音が聴かれることがあります（**図42**）. 肝針生検後の被膜炎や脾梗塞による被膜炎などがあります. ごく稀に腫瘍によって聴取される場合もあります.

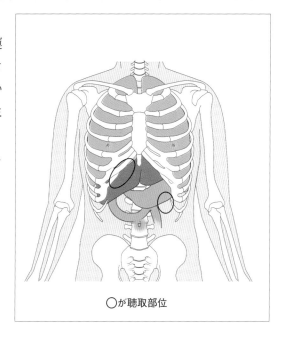

○が聴取部位

図42　腹膜摩擦音の聴取部位

⑤振水音
チャプン，チャプン

point!

◆ 振水音（clapotage）は，腸管に存在する多量の液体とガスによる音.

　イレウスや幽門狭窄では，多量の液体とガスが腸管に存在するため，聴診器を上腹部に当てて腹部全体を両手で強めに揺すって聴診すると「チャプン，チャプン」という音（振水音：clapotage）がします.

⑥拍動性血管雑音
ビュイビュイ（フェイフェイ）

point!

◆拍動性の風の吹くような動脈性血管雑音.

血管音 (vascular sounds) の聴診には，低調性の音を聴取しやすいベル型面を用いますが，高調性の音ならば膜型面と併用して聴診します.

「ビュイビュイ」や「フェイフェイ」というような拍動性の風の吹くような (pulsatile and blowing) 心雑音に類似した血管雑音 (bruits) が聴取される場合，**動脈瘤**や**血管拡張**または**狭窄**が疑われます.

これらの雑音は，部分的な狭窄などによって血液の乱流が起こるために発生する音といわれています. 実際には，腹部の動脈音聴取部位は**図 43** のとおりですが，いずれでも雑音が聴かれないのが正常です.

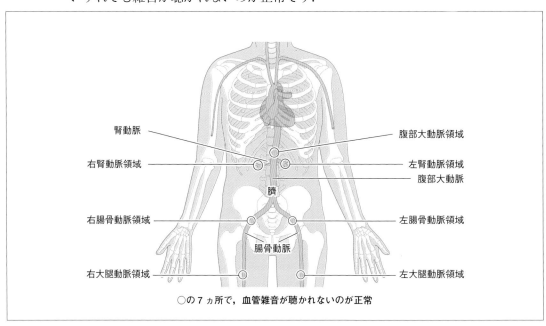

図43　腹部における動脈血管解剖と血流音の聴取部位

しかし，稀にやせている人で聴こえることがあるため，その他の診察所見と統合して判断することが必要です. 腹部大動脈と腎動脈は体表から深い所にあるので，聴診器を強く当て，逆に大腿動脈は浅いため，聴診器を軽く当てて聴診します.

⑦静脈性雑音（venous hum）
〈持続性の低ピッチの震えるような音〉

臍周囲で聴かれる雑音よりもやわらかく，持続性の低ピッチの震えるような音で，肝硬変のとき，門脈圧が亢進し，側副血行路が生じたことによって発生する音です（図44）．

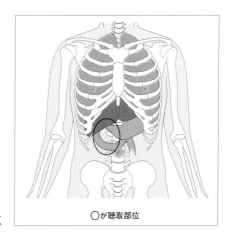

○が聴取部位

図44　静脈性雑音の聴取部位

7 腹部聴診の鑑別診断フローチャート

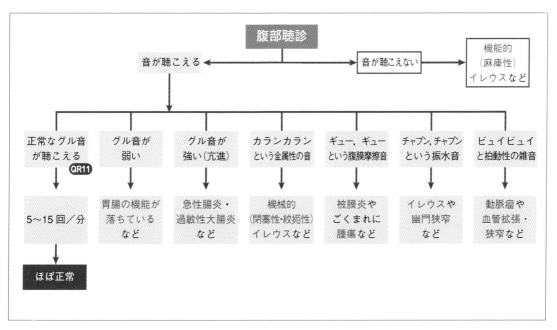

図45　腹部聴診のためのフローチャート

付録 QR コードによる音の解説

血圧測定

QR 1 血管音（コロトコフ音）（本文 p.9）

「…トットットットットットッ…」と，はじめて血管音（コロトコフ音，K 音）が聴取される時点を収縮期血圧とし，K 音が消失した時点を拡張期血圧とします．途中（第 2 相）で，「ザー，ザー」という雑音（ランブル）を聴くことができます．

呼吸音

QR 2 気管呼吸音（図 B-1）（本文 p.19）

★「フー＿フー」と音が大きく粗い感じの雑音．　★高い周波数．　★吸気と呼気の大きさと長さが同じか，呼気のほうがすこし大きい．　★吸気と呼気の間に，休止期があります．

QR 3 気管支呼吸音（図 B-2）（本文 p.20）

★高調な成分をもちます．　★呼気音が明瞭に聴こえます．　★気管呼吸音よりは，やや弱い．
★吸気と呼気の間に休止期があります．

QR 4 肺胞呼吸音（図 B-3）（本文 p.21）

★「サー」といった音が小さく柔らかい．　★低い音．　★呼気では，ほとんど聴こえない．

副雑音

QR 5 細かな断続性ラ音（捻髪音）（図 C-1）（本文 p.27）

★「パリパリ（バリバリ）」と細かな，音の小さい，周波数の高い断続性ラ音です．
★閉塞した小気道が急激に開く音．　★吸気の後半に聴こえます．

QR 6 粗い断続性ラ音（水泡音）（図 C-2）（本文 p.29）

★「プツプツ」と粗い感じの，音の大きな，周波数の低い断続性ラ音です．　★気道内分泌物の液体膜が破裂する音　★吸気の初期から聴こえます．　★捻髪音より音は長く，大きい．

QR 7 高音性連続性ラ音・（笛音，ウィーズ）（図 C-3）（本文 p.31）

★「・・，・・ピー（ヒュー）」と呼気終末に聴かれる高音性の連続性ラ音です．

QR 8 低音性連続性ラ音（ロンカイ）（図 A，気管支喘息症例のいびき音）（本文 p.32）

★「・・・，・・グー」と呼気終末に多く聴かれる低音性の連続性ラ音です．

（図 A のいびき（様）音の部分は，上段では横線として，中段では呼気終末に音圧が増大し，下段では連続性　ラ音に特有な正弦波として認められます．）

その他の副雑音

QR 9 スクウォーク（本文 p.33）

★「キューッ」という短い笛音に似た連続音．　★吸気にだけに聴かれます．

QR10 胸膜摩擦音（本文 p.34）

★「ギューッ，ギューッ」といった雪を握るときのような断続音（握雪音，靴軋音）です．
★吸気と呼気の両方で聴かれます．

腹部の音

QR11 腸音（本文 p.40）

★「グルル，グルル，グルル」と，腸が動いている腸ぜん動音（グル音）が聴こえます．（本文 p.40）
★時折，「キュルル（クゥー）」という強めのグル音も聴取できます．正常な音をよく聴いておいてください．

肺音分析図とは？

QR コードによる音とともに，肺音の分析図を見ることにより，より理解が深めることができます．

上段は音の強さを表すパワースペクトログラフ，中段は呼吸に伴った音圧の変化を，低速度音圧波形とフロー曲線（上方は吸気相，下方は呼気相）で現します．下段は上・中段の一部分の音を拡大した時間軸拡大波形を表します．

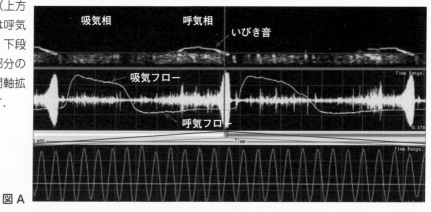

図A

（呼吸音の分析図）

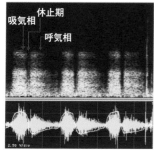

図 B-1 気管呼吸音

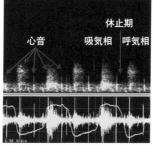

図 B-2 気管支呼吸音

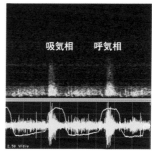

図 B-3 肺胞呼吸音

（副雑音の分析図）

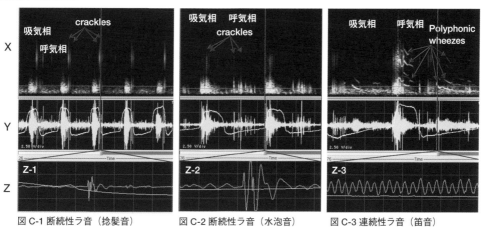

図 C-1 断続性ラ音（捻髪音）　　図 C-2 断続性ラ音（水泡音）　　図 C-3 連続性ラ音（笛音）

X：サウンドスペクトログラフ　Y：低速度音圧波形 / フロー曲線　Z：時間軸拡大波形（Y の縦軸部分の時間軸拡大波形）

Z-3 は，正弦波．（wheezes）

Z-2 は，Z-3 に比べて持続時間が長い大きな波形．（coarse crackles）

Z-1 は，Z-2 に比べて持続時間が短い小さい波形）（fine crackles）

〈著者略歴〉
村田　朗（むらた あきら）

1983年　日本医科大学卒業
1989年　同大学院修了
2007年　日本医科大学呼吸器内科准教授
2007年　御茶ノ水呼吸ケアクリニック院長
2008年　医療法人財団日睡会理事長

医学博士，日本内科学会認定内科医
日本呼吸器学会専門医・指導医，日本睡眠学会会員
日本呼吸ケア・リハビリテーション学会会員
肺音（呼吸音）研究会世話人
テレビ，雑誌，著書など各種メディアでも活躍中

ナースのための
聴診器の聴き方・使い方
―スマホで聴こう！ 血圧・肺音・腹音の実際―　（第3版）
定価（本体2,500円＋税）

2012年（平成24年） 6月20日発行	第1版第1刷
2015年（平成27年）10月30日発行	第2版第1刷
2020年（令和 2年） 3月 5日発行	第3版第1刷Ⓒ

著　者　村田　朗

発行者　渡辺嘉之

発行所　株式会社　総合医学社

〒101-0061　東京都千代田区三崎町1-1-4
電話 03-3219-2920　FAX 03-3219-0410
URL：https://www.sogo-igaku.co.jp

Printed in Japan　　　　　　　　　　　　　シナノ印刷株式会社
ISBN978-4-88378-693-0　C3047　￥2500E

腹部聴診の鑑別診断フローチャート

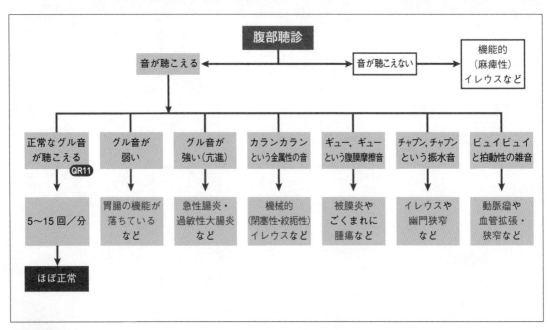

QR11